Kiepenheuer
& Witsch

Der Planet Trillaphon im Verhältnis zur Üblen Sache

The Planet Trillaphon As It Stands In Relation To The Bad Thing

David
Foster Wallace

Aus dem amerikanischen Englisch
von Ulrich Blumenbach

MIX
Papier aus verantwortungsvollen Quellen
FSC® C083411

Verlag Kiepenheuer & Witsch, FSC® N001512

1. Auflage 2015

Titel der Originalausgabe:
The Planet Trillaphon As It Stands In Relation To The Bad Thing

First published in THE AMHERST REVIEW

Aus dem amerikanischen Englisch von Ulrich Blumenbach

Umschlaggestaltung: Rudolf Linn, Köln
Umschlagmotiv: © Rudolf Linn, Köln
Gesetzt aus der Aldus und der Franklin Gothic
Satz: Buch-Werkstatt GmbH, Bad Aibling
Druck und Bindung: CPI books GmbH, Leck
ISBN 978-3-462-04749-3

Das Buch

Eine frühe Erzählung von David Foster Wallace, erstmals 1984 in The Amherst Review, einer literarischen Studentenzeitschrift, erschienen. Mit erschreckender Offenheit und Formulierungen, die später in seine Romane und Erzählungen Eingang finden werden, erzählt der damals 22-jährige David Foster Wallace über einen Studenten, der an Depressionen erkrankt ist. Die starken Medikamente haben ihn auf einen anderen Planeten geschossen, doch scheint ein Leben dort immer noch das kleinere Übel – einen Weg zurück auf die Erde wird es niemals geben.

David Foster Wallace kämpfte zeitlebens mit Depressionen und suchte nach Bildern, um zu beschreiben, was ihn quält. Eine schmerzhafte Erzählung, die die Krankheit in ihrer ganzen monströsen Ausweglosigkeit beschreibt und für Nichterkrankte verstehbar macht.

Der Autor

David Foster Wallace, 1962 geboren, gilt als einer der wichtigsten Vertreter der amerikanischen Literatur. Er studierte Philosophie und unterrichtete zuletzt Creative Writing am Pomona College in Claremont, Kalifornien. Zahlreiche Veröffentlichungen, u.a. »Unendlicher Spaß«, »Kleines Mädchen mit komischen Haaren«, »Kurze Interviews mit fiesen Männern«, »Der Besen im System« und »Der bleiche König«. David Foster Wallace starb am 12. September 2008.

Der Übersetzer

Ulrich Blumenbach hat Romane, Essays und Erzählungen von Agatha Christie, Kinky Friedman, Stephen Fry, Jack Kerouac, Arthur Miller, Will Self, Tobias Wolff und anderen ins Deutsche gebracht. Für die Übersetzung von David Foster Wallace' Roman »Unendlicher Spaß« wurde er u.a. mit dem Hieronymus-Ring 2009, dem Übersetzerpreis der Heinrich Maria Ledig-Rowohlt-Stiftung 2009 und dem Übersetzerpreis der Leipziger Buchmesse ausgezeichnet.

KiWi

1422

Der Planet Trillaphon im Verhältnis zur Üblen Sache

Ich nehme jetzt seit, mal überlegen, rund einem Jahr Antidepressiva, und ich würde mal sagen, da kann ich ganz gut einschätzen, wie die so sind. Sie sind eigentlich ganz okay, aber so, wie es okay wäre, auf einem anderen Planeten zu leben, wo es warm und gemütlich ist und Essen und frisches Wasser gibt: Es wäre okay, aber es wäre natürlich nicht die gute alte Erde. Ich war jetzt fast ein Jahr nicht mehr auf der Erde, weil es mir auf der Erde nicht besonders gut ging. Hier auf dem Planeten Trillaphon, wo ich jetzt bin, geht es mir etwas besser, und das dürfte für alle Beteiligten eine gute Nachricht sein.

Die Antidepressiva wurden mir von einem sehr netten Arzt namens Dr. Kablumbus verschrieben, nachdem ich wegen eines echt absolut lächerlichen Vorfalls, bei dem Elektrogeräte in der Badewanne eine Rolle spielten und über den ich wirklich nicht viel sagen möchte, ganz kurz ins Krankenhaus gekommen war. Ich musste nach diesem total albernen Vorfall zur Behandlung und Nachsorge ins Krankenhaus, und nach zwei Tagen wurde ich in diesem Krankenhaus auf eine andere Station verlegt, in ein weißes Stockwerk weiter oben, wo Dr. Kablumbus und seine Kollegen waren. Erst wurde lang und breit erwogen, mich einer EKT oder »Elektrokrampftherapie« zu unterziehen, aber die EKT tilgt manchmal Erinnerungen – kleine Details wie deinen Namen und Wohnort und so – und ist auch in anderer Hinsicht eine durch und durch furchterregende Angelegenheit, und wir – meine Eltern und ich – entschieden uns dagegen. Ich wohne im Bundesstaat New Hampshire, und dort ist gesetzlich verankert, dass ohne Wissen und Einverständnis des Patienten keine EKT zur Anwendung kommen darf. Ich halte das für ein äußerst gutes Gesetz. Also wurden mir von Dr. Kablumbus, der wirklich nur auf mein Wohl bedacht war, Antidepressiva verschrieben.

Wenn dir jemand von einer Reise erzählt, erwartest du wenigstens eine Erläuterung, warum er überhaupt losgefahren ist. In diesem Sinne sollte ich vielleicht erst mal erzählen, warum die Dinge auf der Erde für mich schon eine ganze Weile nicht so gut gelaufen sind. Es ist total schräg, aber vor drei Jahren litt ich in meinem letzten Jahr an der Highschool zunehmend an etwas, das ich im Nachhinein wohl Halluzinationen nennen muss.

Ich glaubte, in meinem Gesicht würde neben der Nase eine riesige Wunde in der Wange klaffen, eine große, tiefe Fleischwunde … die Haut wäre einfach wie eine alte Frucht aufgeplatzt, das Blut ränne heraus, glänzte dunkel, Venen, gelbes Wangenfett und rotgraue Muskelfasern wären deutlich zu sehen, und darunter schimmerten sogar frei liegende Knochen. Wenn ich in den Spiegel sah, war diese Wunde unweigerlich da, und ich spürte die ganze Zeit das Zucken der frei liegenden Muskeln und die Hitze des Bluts auf der Wange. Aber wenn ich einem Arzt, meiner Mom oder anderen Leuten sagte: »Hey, schaut euch mal diese offene Wunde in meinem Gesicht an, ich glaub, damit geh ich besser mal ins Krankenhaus«, dann antworteten sie: »Wie jetzt, du hast keine Wunde im Gesicht, ist mit deinen Augen alles in Ordnung?« Aber wenn ich in den Spiegel sah, war sie unweigerlich da, und ich spürte immerzu die Hitze des Bluts auf der Wange, und wenn ich sie abtastete, sanken meine Finger ganz tief ein und spürten eine Art heiße Gelatine mit Knochen, Sehnen und Schmadder drin. Und ich hatte das Gefühl, alle schauten sie ständig an. Sie starrten sie ganz komisch an, und ich dachte dann: »Oh Gott, denen wird meinetwegen schlecht, die sehen das, ich muss mich verstecken, ich muss hier weg.« Aber wahrscheinlich starrten sie nur, weil ich so verängstigt aussah, Schmerzen zu haben schien, immerzu im Gesicht herumfingerte und taumelte, als wäre ich sternhagelvoll. Mir kam das damals aber völlig real vor. Verquer bis dort hinaus. Kurz vor dem Schulabschluss – also vielleicht höchstens einen Monat davor – wurde es richtig schlimm, wenn ich da die Hand vom Gesicht nahm, sah ich Blut an den Fingerspitzen und Gewebespuren und Schmadder, und ich konnte das Blut sogar riechen, diesen Geruch nach heißem, rostigem Metall und Kupfer. Und als meine Eltern eines Abends mal ausgegangen waren, habe ich Nadel und Faden genommen und versucht, die Wunde zu nähen. Das tat verflixt weh, weil ich natürlich kein Betäubungsmittel hatte. Und wie ich heute weiß, war es natürlich auch übel, weil es überhaupt keine Wunde zu nähen gab. Mom und Dad waren nicht direkt begeistert, als sie nach Hause kamen und ich echte Blutspuren und jede Menge zackige unprofessionelle Stiche aus leuchtend orangem Teppichgarn im Gesicht hatte. Sie waren tierisch erschrocken. Und meine Stiche waren zu tief – anscheinend hatte ich die Nähnadel wahnsinnig tief reingestochen –, und als sie im Krankenhaus die Fäden zogen, blieb das Garn teilweise da drin stecken, und das Gewebe entzündete sich, und dann mussten sie, wieder im Krankenhaus, eine *echte* Wunde machen, um das zu entfernen, zu drainieren und zu säubern.

Das war hochironisch. Und als ich die Nadel zu tief reingestochen habe, muss ich auch ein paar Nerven in der Wange getroffen und kaputt gemacht haben, und jetzt wird mein Gesicht manchmal ohne jeden Grund stellenweise taub, und mein linker Mundwinkel hängt ein bisschen runter. Ich weiß, dass er wirklich runterhängt und dass ich hier diese niedliche Narbe habe, weil es in dem Fall nicht damit getan ist, in den Spiegel zu schauen und sie sehen und spüren zu können; andere Leute sagen mir, dass sie sie auch sehen, auch wenn sie mir das sehr schonend beibringen.

Sei's drum, in dem Jahr wurde nach und nach wohl allen und sogar mir klar, dass der Steppke hier Probleme hatte. Man besprach sich und diskutierte, und am Ende war man einhellig der Meinung, es wäre wohl das Beste, wenn ich den Beginn des Studiums an der Brown University in Rhode Island verschob, obwohl ich schon in den Startlöchern saß, und lieber noch ein zusätzliches Schuljahr an einer sehr guten, renommierten und teuren Privatschule namens Phillips Exeter Academy dranhängte, die praktischerweise genau hier in meiner Heimatstadt lag. Und das machte ich dann auch. Allem Anschein nach war das eine ganz erfolgreiche Zeit, nur war ich dort immer noch auf der Erde, und auf der Erde ging es mir in dieser Zeit zunehmend nicht gut, obwohl mein Gesicht geheilt war und ich auch kaum noch Halluzinationen von der blutigen Wunde hatte, oder sie blitzte jedenfalls nur noch manchmal ganz kurz auf, wenn ich aus dem Augenwinkel in den Spiegel sah und so.

Aber es stimmt schon, unterm Strich liefen die Dinge für mich damals immer übler, obwohl ich mich in meinem kleinen zusätzlichen Schuljahr ganz gut machte und immer mehr Leute sagten: »Heilige Scheiße, du bist ja wirklich ein sehr guter Schüler und solltest schnellstens an die Uni gehen!« Für mich war sonnenklar, dass ich definitiv *nicht* schnellstens an eine Uni gehen sollte, aber das konnte ich den Leuten an der Exeter nicht sagen, weil meine Gründe nichts mit elementaren Gleichungen in Chemie oder der Interpretation von Keats-Gedichten in Englisch zu tun hatten. Sie hatten damit zu tun, dass der Steppke hier Probleme hatte. Ich lechze heute nicht gerade danach, eine lange und blutrünstige Darstellung all der niedlichen Neurosen zu liefern, die ziemlich genau zu jener Zeit in meinem Gehirn schrumplige graue Blasen zu werfen begannen, aber ein paar Dinge kann ich schon beschreiben. Zum einen musste ich mich oft übergeben, mir war die ganze Zeit echt schlecht, besonders morgens nach dem Aufstehen. Sobald ich daran dachte, schaltete es sich ein: Wenn ich mich gut fühlte, konnte ich urplötzlich denken: »Hey, mir ist ja grad überhaupt nicht schlecht.« Und das schaltete es ein, als würde irgendwo an dem Schlauch zwischen meinem Gehirn und meinem heißen und schwachen Magen und den Därmen ein großer weißer Plastikschalter umgelegt, und ich übergab mich auf meinen Essteller, meinen Schultisch, den Autositz, egal was. Das war sehr grotesk für alle anderen und äußerst unangenehm für mich, wie wohl jeder bezeugen kann, dem mal so richtig schlecht war. So lief das eine ganze Weile, und ich nahm deutlich ab, was übel war, weil ich von vornherein ein Spargeltarzan gewesen war. Außerdem wurde mein Magen immer wieder ärztlich untersucht, und ich bekam leckere Barium-Drinks und wurde im Kopfstand geröntgt und so, und einmal machte man sogar eine Lumbalpunktion, was mehr wehtat, als mir im ganzen Leben je etwas wehgetan hat. Nie wieder lasse ich eine Lumbalpunktion über mich ergehen.

Hinzu kam, dass ich ohne jeden Anlass weinen musste, was zwar nicht wehtat, aber sehr peinlich war und mir außerdem Angst machte, weil ich es nicht kontrollieren konnte. Ich weinte ohne jeden Anlass los, und dann bekam ich Angst, dass ich weinen müsste oder dass ich, wenn ich weinen müsste, nicht mehr aufhören könnte zu weinen, und diese Angst war so nett, einen anderen weißen Schalter am Schlauch zwischen meinem blasenübersäten Gehirn und meinen heißen Augen umzulegen, und schon sprudelte ich erst recht los. Das war sehr peinlich in der Schule, und es war superpeinlich meiner Familie gegenüber, weil alle glaubten, sie wären schuld und hätten was falsch gemacht. Auch vor meinen Freunden wäre das superpeinlich gewesen, aber so viele Freunde hatte ich da schon nicht mehr. Das war also fast ein Vorteil. Aber es gab ja noch alle anderen. Ich hatte ein paar Tricks, die ich, was

»das Weinproblem« anging, zum Einsatz bringen konnte. Wenn ich unter Leuten war und merkte, dass ich rote Augen voll brennenden Salzwassers bekam, konnte ich so tun, als müsste ich niesen oder gähnen, denn von beidem bekommt man ja manchmal Tränen in den Augen. In der Schule müssen sie mich so ziemlich für den verschlafensten Menschen der Welt gehalten haben. Gähnen erklärt nun allerdings nicht gerade die Tatsache, dass einem Tränen über die Wangen laufen und in den Schoß oder auf den Tisch tropfen und sternförmige Runzeln in Testbögen und so machen, und es gibt auch kaum jemanden, der vom Gähnen so rot entzündete Augen bekommt. So erfolgreich waren die Tricks wahrscheinlich also gar nicht. Es ist seltsam, aber sogar, wenn ich hier auf dem Planeten Trillaphon an all das zurückdenke, höre ich das Klick, mit dem der Schalter umgelegt wird, und mir steigen mehr oder weniger Tränen in die Augen, und ich kriege einen Kloß in der Kehle. Das ist übel. Und dann kam es damals so weit, dass ich keine Stille ertragen habe, ich konnte sie einfach nicht mehr aushalten. Wenn von draußen keine Geräusche mehr kamen, produzierten die Härchen an meinem Trommelfell nämlich ihre eigenen Geräusche; vielleicht wollten sie nicht aus der Übung kommen oder so. Dieses Geräusch war ein hohes, glitzerndes, metallisches, paillettenklirrendes Sirren, das mir aus irgendwelchen Gründen ein lähmendes Entsetzen verursachte und mich fast wahnsinnig machte, wenn ich es hörte, so wie eine Mücke einen im Sommer nachts im Bett wahnsinnig machen kann. Ich fing an, Geräusche zu suchen, wie eine Motte das Licht sucht. Wenn ich schlafen ging, ließ ich das Radio in meinem Zimmer an, der Fernseher lief permanent in voller Lautstärke, und in der Schule, beim Gehen und Radfahren lief ständig mein guter alter Sony Walkman (der war mit Abstand das beste Weihnachtsgeschenk, das ich je bekommen hatte). Konnte ich auf keine anderen Geräuschquellen zurückgreifen, habe ich manchmal sogar Selbstgespräche geführt und auf Leute, die das mitbekamen, garantiert wie ein Verrückter gewirkt. Ich nehme an, es *war* auch verrückt, aber nicht so, wie sie sich das vorstellten. Es war ja nicht so, dass ich gedacht hätte, ich wäre zwei Menschen, die ein Gespräch führten, oder ich würde Stimmen von der Venus hören oder so. Ich wusste, dass ich nur ein Mensch war, aber dieser Mensch hier war ein Steppke mit Problemen, der weder den Inhalt noch die Implikationen der Geräusche aushalten konnte, die in seinem Schädelinnenraum hervorgebracht wurden.

Diese ganzen entzückenden Sachen trugen sich also zu, während ich mich in diesem Jahr wacker schlug und meine ansonsten besorgten und nicht-direkt-begeisterten Eltern schulmäßig glücklich machte, während meines Ferienjobs beim Exeter Building and Grounds Department im anschließenden Sommer, wo ich weinend Büsche beschnitt und diskret in sie reinreiherte, während meine Großeltern mir für Milliarden Dollar Klamotten und Elektrogeräte schenkten und ich packte und mich darauf vorbereitete, im September an die Brown University in Rhode Island zu gehen. Mr. Film, der bei »B and G« praktisch mein Boss war, kannte eine Rätselfrage, die er irrwitzig komisch fand, und er stellte sie mir immer wieder. Er fragte: »Welche Farbe hat Stuhlgang?«, und wenn ich nichts sagte, gab er selbst zur Antwort: »Uni! Har har har!« Er lachte schallend, und ich lächelte, auch nach dem grob geschätzt vierbillionsten Mal, weil Mr. Film alles in allem ein ganz netter Mann war, und er war nicht mal sauer, als ich mich in seinem Truck mal übergeben musste. Ich behauptete, meine Narbe käme daher, dass ich an der Highschool eine Messerverletzung erlitten hätte, und eigentlich stimmte das ja auch.

Im Herbst ging ich dann also an die Brown University, und wie sich zeigte, war es da genauso wie in dem »zusätzlichen« Schuljahr an der Exeter: Angeblich war es total schwer, das war es aber gar nicht, und ich hatte jede Menge Zeit, mich in den Seminaren wacker zu schlagen, mir das »Herausragend« der Leute anzuhören und trotzdem neurotisch und schräg bis zum Gehtnichtmehr zu sein, sodass sich mein Mitbewohner, ein sehr netter, putzmunterer Gesell aus Illinois, verständlicherweise um ein Einzelzimmer bewarb und nach ein paar Wochen auszog, sodass ich ein großes Doppelzimmer für mich allein hatte. Danach gab es da in meinem Zimmer also nur noch mich und elektronische Geräuschproduktionsgeräte im Wert von rund neun Milliarden Dollar. Ziemlich bald, nachdem mein Mitbewohner ausgezogen war, fing die Üble Sache an. Die Üble Sache ist letzten Endes der Grund, warum ich nicht mehr auf der Erde bin. Nachdem ich Dr. Kablumbus die Üble Sache geschildert hatte, so gut ich konnte, erklärte er mir, das wäre eine »akute klinische Depression«. Ein Arzt an der Brown hätte mir bestimmt dasselbe erklärt, aber an der Brown hatte ich nie jemanden aufgesucht, weil ich in erster Linie Angst hatte, jedes offene Wort würde dafür sorgen, mich stante pede an einen Ort wie den zu verfrachten, an dem ich nach den albernen Sperenzchen in der Badewanne dann auch gelandet bin.

Ich weiß nicht, ob die Üble Sache wirklich eine Depression ist. Früher habe ich mir irgendwie immer vorgestellt, eine Depression wäre einfach eine total intensive Traurigkeit, so wie das Gefühl, wenn einem der Hund stirbt oder wenn in *Bambi* Bambis Mutter stirbt. Ich dachte, da ziehst du die Stirn kraus, vergießt ein paar Tränen, wenn du ein Mädchen bist, sagst dir »Heilige Scheiße, heute bin ich aber echt deprimiert«, und dann kommen deine Freunde, wenn du welche hast, muntern dich auf oder nehmen dich mit und besorgen es dir, am nächsten Morgen ist das schon wie ein verblasstes Foto und nach ein paar Tagen ist es ganz weg. Die Üble Sache – was eine wirkliche Depression ist, nehm ich mal an – ist ganz anders und unbeschreiblich viel schlimmer. Wahrscheinlich sollte ich lieber *irgendwie* unbeschreiblich sagen, weil ich in den letzten Jahren gehört habe, wie verschiedene Leute eine wirkliche Depression zu beschreiben versucht haben. Im Fernsehen hat ein wortgewandter Typ mal gesagt, manche Leute benutzen das Bild, dass du unter Wasser bist, in einem Gewässer, das keine Oberfläche hat oder jedenfalls nicht für dich, und egal in welche Richtung du schwimmst, du findest nur mehr Wasser, aber keine frische Luft, und du kannst dich nicht bewegen, sondern bist eingeschränkt und bekommst weder Luft noch Licht. (Ich weiß nicht, ob dieser Unterwasservergleich es trifft, aber wenn du dir den Augenblick vorzustellen versuchst, in dem dir klar wird, in dem dir schlagartig aufgeht, dass es *keine Oberfläche für dich* gibt, dass du ertrinken wirst, egal in welche Richtung du schwimmst; wenn du dir vorzustellen versuchst, wie du dich in genau diesem Augenblick fühlst, so wie Descartes am Anfang seiner zweiten Kiste, und wenn du dir dann vorzustellen versuchst, dass sich dieses entzückende Gefühl des Erstickens über Stunden, Tage, Monate hinzieht … dann trifft es das vielleicht besser.) Eine einfach reizende Lyrikerin namens Sylvia Plath, die leider nicht mehr lebt, hat gesagt, das ist, als ob dir eine Glasglocke übergestülpt wird, und dann wird die Luft unter der Glocke abgepumpt, sodass du keine frische Luft mehr bekommst (und jetzt stell dir den Augenblick vor, wo das Glas deine Bewegungen hemmt und dir klar wird, dass du *unter Glas* bist ...). Manche Leute beschreiben es so, als hättest du ständig ein großes schwarzes bodenloses Loch vor dir und unter dir, ein pechschwarzes Loch, vielleicht mit einer Andeutung von Zähnen, und dann bist du plötzlich Teil des Lochs, und du fällst, obwohl du bleibst, wo du bist (... vielleicht weil dir klar wird, *du* bist das Loch, sonst nichts ...).

Ich bin nicht so wortgewandt, aber ich sag dir mal, was die Üble Sache meiner Meinung nach ist. Ich würde sie damit vergleichen, dass mir total schlecht ist, richtig sterbenselend. Ich versuche mal, das zu erklären. Stell dir vor, dir ist hundeübel. Praktisch jedem war schon mal hundeübel, also weiß auch jeder, wie das ist: Spaß macht das nicht gerade.

Okay. Okay. Dieses Gefühl ist aber örtlich begrenzt: Es beschränkt sich mehr oder weniger auf den Magen. Jetzt stell dir vor, dass deinem ganzen Körper übel ist: deinen Füßen, den langen Muskeln in deinen Beinen, deinem Schlüsselbein, deinem Kopf, deinen Haaren – der ganze Körper fühlt sich so sterbenselend wie bei einer ausgewachsenen Magen-Darm-Grippe. Und wenns geht, dann stell dir jetzt vor, dass sich dieses Gefühl noch weiter ausbreitet und Besitz von dir ergreift. Stell dir vor, jeder Zelle, jeder einzelnen Zelle deines Körpers wäre so übel wie bei einer Magenverstimmung. Und nicht nur deinen eigenen Zellen, auch den E. coli und Laktobazillen, den Mitochondrien, den Basalkörpern, allen ist übel, und sie brodeln und brennen wie Maden in deinem Hals, deinem Hirn, in jeder Ecke, überall, in allem. Allen ist einfach hundeübel. Jetzt stell dir vor, dass jedem einzelnen *Atom* in jeder einzelnen Zelle deines

Körpers so übel ist, unerträglich schlecht. Und jedem Proton und Neutron in jedem Atom … aufgequollen, pochend, verfärbt, voll Übelkeit und ohne eine Chance, jemals alles zu erbrechen, um das Gefühl loszuwerden. Jedem Elektron ist schlecht, es trudelt unkontrolliert durch sein Juxhausorbital, wo dicke gelbe und violette Giftgase durcheinanderwabern, alles unwuchtig und schwummrig. Quarks und Neutrinos eiern ausgetickt und kotzübel durch die Gegend. Stell dir das einfach mal vor, eine Übelkeit, die sich bis ins kleinste Stück von dir ausbreitet, bis in die Stücke der Stücke. Und am Ende ist dein ganzes … *Wesen* von nichts anderem als dieser Übelkeit geprägt: Du und die Übelkeit, ihr werdet »eins«, wie man so sagt.

Im Grunde ist die Üble Sache ungefähr das. Allem in dir ist übel, alles ist verzerrt. Und da du nur durch Teile deiner selbst – deine Sinnesorgane, dein Gehirn usw. – Bekanntschaft mit der Außenwelt schließt, und da allen diesen Teilen kotzübel ist, erreicht die Welt, wie du sie wahrnimmst und kennst und in ihr bist, dich nur durch diesen Filter der Übelkeit, und auch ihr wird übel. Allem in dir wird übel, und alles Gute verschwindet aus der Welt wie die Luft aus einem kaputten Luftballon. In der Welt, wie du sie kennst, gibt es nur noch scheußlichen Gestank, traurige, verzerrte und entsetzliche Pastellbilder, scheppernde oder todtraurige Geräusche, unerträglich andauernde Situationen, die zu einem Kontinuum aufgefädelt werden, das einfach kein Ende nimmt … Unvorstellbar dämliche und hoffnungslose Ideen. Und genau wie du bei einer heftigen Magenverstimmung instinktiv Angst hast, dass sie nie wieder weggeht, jagt die Üble Sache dir eine Heidenangst ein, nur schlimmer, denn die Angst wird von der üblen Krankheit noch potenziert und dadurch immer größer, schlimmer und gefräßiger. Sie reißt dich auf, bohrt sich in dich hinein und dreht und windet sich.

Die Üble Sache attackiert dich nicht nur, flößt dir Übelkeit ein und setzt dich außer Gefecht, sondern sie attackiert dich, flößt dir Übelkeit ein und setzt genau die Fähigkeiten außer Gefecht, die du brauchst, um die Üble Sache zu bekämpfen, um vielleicht wieder auf den Damm zu kommen und am Leben zu bleiben. Das mag schwer nachvollziehbar sein, aber es stimmt. Stell dir vor, eine schmerzhafte Krankheit hat deine Beine und deine Kehle befallen und verursacht starke Schmerzen und Lähmungen und unerträgliche Qualen in diesen Körperpartien. Die Krankheit ist an sich natürlich schon schlimm genug, darüber hinaus ist sie aber auch unbefristet; du kannst nichts dagegen tun. Deine Beine sind gelähmt, und du hast höllische Schmerzen … aber du kannst dich nicht bewegen, um deinen leidenden Beinen Linderung zu verschaffen, eben weil sie zu krank sind, um dich überhaupt irgendwohin zu tragen. Deine Kehle brennt wahnsinnig, und du hast das Gefühl, sie explodiert gleich … aber du kannst keinen Arzt anrufen oder um Hilfe flehen, eben weil deine Kehle dafür zu krank ist. So funktioniert die Üble Sache: Sie versteht sich besonders gut darauf, deine Abwehrmechanismen auszuschalten. Die beste Methode, die Üble Sache zu bekämpfen oder ihr zu entkommen, wäre natürlich, anders zu denken, zu argumentieren und zu diskutieren, die Dinge schlicht und einfach anders wahrzunehmen, zu spüren und zu verarbeiten. Aber dafür brauchst du deinen Kopf, deine Gehirnzellen mit all ihren Atomen, deinen Verstand und das alles, du brauchst dein *Selbst,* und genau das hat die Üble Sache lahmgelegt, genau das funktioniert nicht mehr. Genau da ist dir übel, und zwar so übel, dass du einfach nicht mehr auf die Beine kommst. Und du denkst über den ganzen Teufelskreis nach und fragst dich: »Junge, Junge, wie zum Geier schafft die Üble Sache das bloß?« Du denkst darüber nach – kniest dich voll rein, denn es dient ja nur deinem Wohl – und dann dämmert dir unvermittelt … dass die Üble Sache das schafft, weil *du selbst* die Üble Sache bist! Du bist die Üble Sache. Das ist alles: Du hast keine bakterielle Infektion, man hat dir nicht in der Kindheit ein Brett oder einen Hammer über die Rübe gezogen, und du hast auch sonst keine Entschuldigung; du selbst bist die Krankheit. Sie ist es, die dich »definiert«, dich nach einiger Zeit ausmacht. Hier wird dir das alles klar. Und wenn du redegewandt bist, ist das wohl der Moment, wo dir aufgeht, dass das Wasser keine Oberfläche hat, wo du dir die Nase an der Glasglocke einrennst und schnallst, dass du in der Falle steckst, wo du in das schwarze Loch blickst und es dein Gesicht trägt. Wo die Üble Sache dich völlig auffrisst, besser gesagt, wo du dich selbst auffrisst. Wo du dich umbringst. Dieses ganze Gerede über Leute, die sich umbringen, wenn sie eine »akute Depression« haben; wir sagen »Heilige Scheiße, wir müssen sie irgendwie davon abhalten, sich umzubringen!« Das ist falsch. Denn weißt du was? Diese Menschen *haben* sich schon umgebracht, den Teil, der zählt. Wenn diese Menschen ganze Medizinschränkchen schlucken, in der Garage eindösen oder sonst was, dann haben sie sich schon eine kleine Ewigkeit lang umgebracht. Wenn sie »Selbstmord begehen«, schaffen sie nur noch Ordnung. Es ist eine reine Formsache, einen Sachverhalt herzustellen, dessen Substanz schon längst in ihnen existierte. Von dem Augenblick an, wo du verstehst, was mit dir los ist, existiert faktisch der Sachverhalt der Selbstzerstörung. Außer dieser Formsache kannst du dann kaum noch etwas tun.

Wenn du nicht ganz so weit gehen willst, bleiben vielleicht noch EKT oder der Abflug von der Erde zu einem anderen Planeten oder Ähnliches.

Tja, damit habe ich über die Üble Sache eigentlich mehr gesagt, als ich wollte. Selbst jetzt, wo ich darüber nachdenke und introspektiv drauf bin, spüre ich, wie sie mir auf den Leib rückt und mir die Elektronen verpfuschen will. Aber ich bin nicht mehr auf der Erde.

Ich schaffte mein erstes kleines Semester an der Brown University und bekam sogar einen Preis, weil ich in der Einführung in die Volkswirtschaft so ein prima Student war, zweihundert Dollar, die ich prompt für Marihuana verjubelte, denn wenn du kiffst, wird dir nicht so übel, dass du dich übergeben musst. Übrigens im Ernst: Das kriegen Krebskranke manchmal nach der Chemotherapie. Nach meinem ›zusätzlichen‹ Schuljahr hatte ich immer ziemlich viel gekifft, damit ich mich nicht übergeben musste, und fast immer half das auch. Aber vom Brechreiz der Atome prallte Marihuana einfach ab. Da lachte die Üble Sache bloß drüber. Am Semesterende hatte der Steppke hier jede Menge Probleme. Ich sehnte mich in die gute alte Zeit zurück, als mein Gesicht einfach blutete.

Im Dezember stiegen die Üble Sache und ich in einen Bus, der mich aus Rhode Island für die Ferien nach New Hampshire bringen sollte. Alles war juppheidi und tralala. Nur passte der Busfahrer kurz hinter Providence, Rhode Island, nicht richtig auf, als er links abbiegen wollte, und ein Pick-up-Truck fuhr ihm links rein, zerdetschte den Bus vorne links, stieß den Fahrer vom Sitz in die Vertiefung mit den Stufen zum Ein- und Aussteigen, und er brach sich den Arm und auch das Bein, glaube ich, und am Kopf hatte er eine ziemlich schlimme Platzwunde. Wir mussten also anhalten und auf einen Krankenwagen für den Fahrer und einen neuen Bus für uns warten. Der Fahrer war völlig von der Rolle. Er war überzeugt, er würde seinen Job verlieren, weil er das Linksabbiegen verpatzt und einen Unfall verursacht hatte, aber auch, weil er nicht angeschnallt gewesen war – was dadurch eindeutig bewiesen wurde, dass er vom Fahrersitz in die Stufenvertiefung geschleudert worden war, was alle gesehen hatten und bezeugen würden –, was gegen das Gesetz verstößt, fast egal, in welchem Bundesstaat der USA du als Busfahrer arbeitest. Er war den Tränen nah und ich auch, weil er gesagt hatte, er hätte so ungefähr siebzig Kinder und wäre auf den Job dringend angewiesen, und jetzt würde man ihn feuern. Ein paar Passagiere versuchten, ihn zu trösten und zu beruhigen, aber verständlicherweise traute sich keiner in meine Nähe. Die Üble Sache und ich blieben unter uns. Schließlich verlor der

Busfahrer wegen seiner Knochenbrüche und der Platzwunde das Bewusstsein, ein Krankenwagen kam, und die Sanitäter deckten ihn mit einer rostfarbenen Decke zu. Ein neuer Bus kam aus dem Sonnenuntergang und ein Manager vom Busunternehmen, der richtig an die Decke ging, als ein paar unglaublich hilfreiche Passagiere ihm erzählten, was passiert war. Mir war klar, dass der Busfahrer seinen Job wahrscheinlich los war, ganz wie er befürchtet hatte. Ich hatte unbeschreibliches Mitleid mit ihm, und die Üble Sache war natürlich so nett, diese Traurigkeit noch zu potenzieren, was alles noch schlimmer machte. Es war schräg und irrational, aber auf einmal hatte ich das starke Gefühl, in Wirklichkeit wäre *ich* der Busfahrer. Das war wirklich mein Gefühl. Ich fühlte mich also genauso, wie er sich gefühlt haben muss, und das war schrecklich. Er tat mir nicht nur leid, es war eher so eine Art Selbstmitleid, als wäre *ich er.*

Hatte ich alles der Üblen Sache zu verdanken. Plötzlich musste ich dringend irgendwo hingehen, also ging ich zum Busfahrer, der auf seiner Trage im offenen Krankenwagen lag, und musterte ihn. Er hatte einen Ausweis seines Busunternehmens mit seinem Foto drauf, das war aber kaum zu erkennen, weil von der Kopfwunde alles blutbeschmiert war. Ich holte die rund hundert Dollar raus, die ich noch hatte, und schob sie ihm zusammen mit einem Tütchen »Sinsemilla«-Marihuana unter die Rostdecke, damit er seine ganzen Kinder ernähren konnte und damit ihm nicht so schlecht wurde, dass er sich übergeben musste. Dann verschwand ich schnell wieder, holte meine Sachen und stieg in den neuen Bus. Erst etwa eine halbe Stunde später kam mir auf der nächtlichen Autobahn eine Erkenntnis: Wenn sie das Marihuana bei dem Fahrer fanden, mussten sie glauben, das wäre schon immer seins gewesen, und dann wurde er auf jeden Fall gefeuert oder wanderte sogar in den Knast. Ich hatte ihn quasi reingelegt, umgebracht, nur dass er ja auch ich war, sagte ich mir, es war also alles echt verwirrend. Auf der symbolischen Ebene hatte ich mich gewissermaßen selbst umgebracht, weil ich ja das Gefühl hatte, auf irgendeiner übertragenen Ebene wäre er ich. Ich glaube, in dem Moment ging es mir schlechter als je zuvor, von der Lumbalpunktion mal abgesehen, aber die stand eh auf einem anderen Blatt. Dr. Kablumbus sagt, an dem Punkt hatte mich die Üble Sache so richtig bei den Eiern. Hat er wörtlich so gesagt. Es tut mir wirklich leid, was ich gemacht habe und was die Üble Sache mit dem Busfahrer gemacht hat. Ich wollte ihm wirklich einfach nur helfen, als wäre er ich. Stattdessen habe ich ihn irgendwie umgebracht.

Ich kam nach Hause, und meine Eltern sagten: »Hey, hallo, wir lieben dich, herzlichen

Glückwunsch«, und ich sagte: »Halli-hallo, danke, vielen Dank.« Ich muss gestehen, so eine richtige Weihnachtsstimmung wollte bei mir nicht aufkommen – wegen der Üblen Sache, wegen des Busfahrers und wegen der Tatsache, dass wir alle drei in den Beziehungen, auf die es ankam, immer noch dieselben waren.

Zu dem absolut lächerlichen Vorfall kam es dann an Heiligabend. Es war völlig idiotisch, aber irgendwie wahrscheinlich unvermeidlich, wenn man sich anschaut, was vorausgegangen war. Man könnte sagen, dass ich mich innerlich im Herbstsemester umgebracht hatte, symbolisch dann im Hinblick auf den Busfahrer, und jetzt musste der Steppke nur noch diese Formsache erledigen, damit auch äußerlich alles seine Ordnung hatte; ich musste die Ecken des Lakens zu trampolinstraffen Kojen falten. Während Mom, Dad, meine Schwestern, Nanny,

Pop-Pop, Onkel Michael und Tante Sally alle unten saßen, Cocktails tranken und einer schönen und todtraurigen Platte über einen verkrüppelten Jungen und die Heiligen Drei Könige an Weihnachten lauschten, zog ich mich aus, stieg in eine mit warmem Wasser gefüllte Badewanne und zog danach ungefähr dreitausend Elektrogeräte zu mir ins Wasser. Vollendet wurde die eigentlich schon unübertreffliche Albernheit des Vorfalls dadurch, dass ich die meisten Geräte in meiner irrationalen Verfassung gar nicht eingestöpselt hatte. Nur ein paar führten überhaupt Spannung, aber das reichte; es gab einen lauten Knall, im ganzen Haus war der Strom weg, ich bekam einen hübschen kleinen Schlag und musste zur Behandlung ins Krankenhaus. Es ist vielleicht nicht die feine englische Art, das so zu sagen, aber am meisten litten meine Fortpflanzungsorgane. Ich könnte mir denken, dass die teilweise aus dem Wasser ragten und eine Art Brücke für die Elektrizität zwischen Wasser, Körper und Luft bildeten. Dass sie einen Schock bekamen, tat jedenfalls höllisch weh, und wie ich gehört habe, kann das Konsequenzen haben, die erst zum Tragen kommen, wenn ich mal eine Familie gründen will oder so. Da mach ich mir aber keine großen Sorgen wegen. Meine Familie machte sich wegen des Vorfalls aber umso mehr Sorgen; sie waren nicht direkt begeistert, um's mal so zu sagen. Ich war halb bewusstlos oder eingeschlafen, aber ich erinnere mich, dass ich das Wasser irgendwie zischen gehört habe, und dann kamen sie rein und sagten: »O mein Gott, hey!« Ich weiß noch, dass sie ziemliche Schwierigkeiten hatten, weil es im Badezimmer stockfinster war und ich praktisch die einzige Lichtquelle war. Sie mussten ungeheuer aufpassen, als sie mich aus der Wanne zogen, um nicht selbst einen Schlag zu bekommen. Das finde ich vollkommen verständlich.

Im Krankenhaus vergingen ein paar Tage, und als sich abzeichnete, dass Junge und Fortpflanzungsorgane überleben würden, wurde ich ins Weiße Stockwerk hinaufbefördert. Auf das Weiße Stockwerk – den Stock für Steppkes mit Problemen – möchte ich gar nicht mal so im Einzelnen eingehen, aber ein paar Sachen muss ich doch sagen. Der Weiße Stock war wie gesagt weiß, aber es war kein grelles Weiß, das einen blendete wie das auf der Brandwundenstation. Es ging eher in Richtung eines weichen Grauweiß, war angenehm und wohltuend. Im Nachhinein kommt mir fast alles, was mit dem Weißen Stock zu tun hat, weich, unaufdringlich und … *zurückhaltend* vor, als hätte man sich größte Mühe gegeben, bei den Gästen weder sensorisch noch mental starke oder bleibende Eindrücke zu hinterlassen, weil man wusste, dass so gut wie jeder Eindruck auf Menschen, die ins Weiße Stockwerk verlegt werden mussten, nur ein schlechter, weil von der Üblen Sache potenzierter Eindruck sein konnte.

Das Weiße Stockwerk hatte weiche weiße Wände und weiche hellbraune Teppiche, und die Fensterscheiben waren aus Milchglas und sehr dick. Alle scharfen Ecken am Mobiliar wie Kommoden, Nachttische und Türen waren abgekantet, abgerundet und geglättet worden, was ein bisschen seltsam aussah. Ich habe noch nie gehört, dass jemand versucht hätte, sich mittels einer Türkante umzubringen, aber Vorsicht ist wahrscheinlich die Mutter der Porzellankiste. In diesem Sinne wurde garantiert auch sichergestellt, dass sämtliche Mahlzeiten ohne Messer oder Gabel verzehrt werden konnten. Pudding wurde im Weißen Stockwerk ganz großgeschrieben. Solange ich dort zu Gast war, musste ich etwas Bestimmtes tragen, wurde aber definitiv nicht ans Bett geschnallt wie ein paar meiner Kollegen. Mein Kleidungsstück war keine Zwangsjacke, wohl aber enger als ein normaler Bademantel, und ich hatte das Gefühl, sie könnten das, stets auf mein Wohl bedacht, auch enger machen. Wenn jemand eine Zigarette rauchen wollte, gab eine Psychiatrieschwester einem Feuer, weil kein Gast im Weißen Stockwerk Streichhölzer haben durfte. Ich weiß auch noch, dass es im Weißen Stockwerk viel angenehmer roch als im restlichen Krankenhaus, ganz weiblich und verträumt, wie Äther.

Dr. Kablumbus wollte wissen, was passiert war, und in vielleicht sechs Minuten hatte ich ihn aufgeklärt. Ich war ein bisschen zu müde und zerfetzt, als dass die Üble Sache superübel hätte sein können, aber ich war noch recht redegewandt. Dr. Kablumbus war mir von Anfang an ziemlich sympathisch, obwohl er ständig so stinkende Bonbons lutschte – anscheinend wollte er sich damit das Rauchen abgewöhnen –, und ein bisschen irritierend fand ich, dass er auf Jugendlicher machte – bspw. viele Slangausdrücke verwendete –, obwohl doch sonnenklar war, dass er kein Jugendlicher mehr war. Er war aber sehr verständnisvoll, und ich war echt froh über einen Arzt, der sich nicht ständig nur um meine Fortpflanzungsorgane kümmern wollte. Nachdem Dr. Kablumbus seinen Exklusivbericht bekommen hatte, erläuterte er erst mir und dann meinen Eltern und mir die weiteren möglichen Verfahrensweisen. Nachdem wir uns darauf geeinigt hatten, mich nicht mithilfe von therapeutischer Elektrizität krampfen zu lassen, bereitete sich Dr. Kablumbus darauf vor, dass ich mithilfe von Antidepressiva die Erde verlasse.

Bevor ich weiter auf Dr. Kablumbus und meinen Abflug eingehe, möchte ich kurz erwähnen, dass ich im Weißen Stockwerk eine

Kollegin kennenlernte, die leider nicht mehr am Leben ist, was aber nicht auf ihr eigenes Zutun zurückgeht, sondern auf das ihres Freundes, der sie bei einem Autounfall umbrachte, weil er betrunken am Steuer saß. Dass ich dieses Mädchen namens May kennenlernte und Bekanntschaft mit ihm schloss, ist bis heute die lebhafteste Erinnerung an meine letzte gute Erfahrung auf der Erde. Ich lernte May eines Tages im Fernsehzimmer kennen, weil sie ihren Rollkragenpullover auf links trug. Ich weiß noch, dass gerade *Die kleinen Strolche* lief, und ich sah einen blonden Hinterkopf, dessen Besitzer beiderlei Geschlechts sein konnte, denn die Haare waren kurz und struppig. Unter dem Hinterkopf war das Schildchen mit Stoff- und Größenangabe sowie der weißen Naht, die darauf hindeutet, dass jemand seinen Rollkragenpullover auf links trägt. Ich sagte also: »Entschuldigung, weißt du, dass du deinen

Pulli falsch herum trägst?« Und der Mensch, nämlich May, drehte sich um und sagte: »Ja, weiß ich.« Als sie sich umdrehte, merkte ich zwangsläufig, dass sie leider sehr hübsch war. Ihre Schönheit war mir vorher nicht aufgefallen, denn sonst hätte ich sie ziemlich sicher nicht angesprochen. Ich rede von jeher ungern mit hübschen Mädchen, weil sie katastrophale Auswirkungen auf mich haben: Alle Abteilungen meines Gehirns werden stillgelegt bis auf die, die mich unglaublich dämliches Zeug reden lässt, und die, die mich merken lässt, dass ich unglaublich dämliches Zeug rede. Aber ich war noch zu müde und zerfetzt, und außerdem bereitete ich mich gerade auf den Abflug von der Erde vor, also sagte ich einfach, was mir durch den Kopf ging, obwohl May so verstörend schön war. Ich fragte: »Warum trägst du ihn verkehrt rum?« Und May sagte: »Weil das Schild im Nacken kratzt, und das mag ich nicht.« Meine

Antwort war ein naheliegendes »Und warum schneidest du das Schild dann nicht einfach raus?«. Woraufhin May, soweit ich mich erinnere, versetzte: »Weil ich dann nicht mehr weiß, wo vorn und hinten ist.« – »Häh?«, sagte ich mit aller mir zu Gebote stehenden Geistesgegenwart. May sagte: »Der Pulli hat keine Taschen, keine Aufschrift oder sonst was. Von vorn sieht er ganz genau so aus wie von hinten. Nur dass die Rückseite das Schild hat. Sonst könnte ich das nicht unterscheiden.« Ich sagte: »Na ja, wenn Vorder- und Rückseite gleich sind, ist es doch aber egal, wie rum du ihn trägst.« Und da sah May mich ungefähr elf Jahre lang sehr ernst an und sagte dann: »Mir ist das aber nicht egal.« Dann schenkte sie mir das breiteste, schönste, tödlichste Lächeln der Welt und erkundigte sich taktvoll, wo ich meine Narbe herhätte. Ich sagte, ich hätte da so ein kratzendes Schild in der Wange gehabt …

May und ich freundeten uns also mehr oder weniger aus Versehen an und unterhielten uns. Sie wollte mit dem Schreiben erfundener Geschichten ihren Lebensunterhalt verdienen. Ich sagte, ich wüsste gar nicht, dass das ginge. Vor nur zehn Tagen hat ihr Freund sie mit seinem besoffenen Auto umgebracht. Ich wollte gestern Mays Eltern anrufen, um zu sagen, dass es mir unendlich leidtue, aber ihr Auftragsdienst setzte mich darüber in Kenntnis, Mr. und Mrs. Aculpa hätten die Stadt auf unbestimmte Zeit verlassen. Das kann ich nachempfinden. Ich bin ja auch aus der Stadt weg.

Dr. Kablumbus kannte sich bei Pharmazeutika sehr gut aus. Er erklärte meinen Eltern und mir, grundsätzlich gäbe es zwei Sorten Antidepressiva: Trizyklika und MAO-Hemmer (ich weiß nicht mehr genau, wofür »MAO« steht, aber ich kann mir mein Teil denken). Anscheinend wirkten beide Sorten ganz gut, aber Dr. Kablumbus sagte, wenn man MAO-Hemmer nähme, dürfe man bestimmte Sachen nicht essen oder trinken, wie etwa Bier und bestimmte Wurstsorten. Meine Mom hatte Angst, ich könnte das vergessen und doch mal Bier trinken und Würstchen essen, also berieten wir uns und entschieden uns für Trizyklika. Dr. Kablumbus hielt das für eine sehr gute Entscheidung.

Wie bei einer langen Reise, wo du dein Ziel nicht sofort erreichst, musst du bei Antidepressiva »aufsteigen«, d. h. du fängst mit einer winzigen Dosis an und arbeitest dich zur eigentlich erforderlichen Dosis hoch, damit sich der Stoffwechsel daran gewöhnen kann. In dieser Hinsicht dauerte meine Reise zum Planeten Trillaphon über eine Woche. In einer anderen Hinsicht war es aber vom ersten Morgen an so, als wäre ich nicht mehr auf der Erde, sondern auf Trillaphon. Der große Unterschied zwischen der

Erde und Trillaphon ist natürlich die Entfernung: Der Planet Trillaphon ist sehr, sehr weit weg. Es gibt aber noch andere Unterschiede, die unmittelbarer und wesentlicher sind. Ich glaube, die Luft auf Trillaphon hat nicht so viel Sauerstoff oder andere wichtige Spurenelemente, denn dort wirst du viel schneller viel müder. Wenn du nur den Schnee auf dem Gehweg wegschaufelst, einen schnellen Sprint hinlegst, um einen Bus zu kriegen, kurz mal ein bisschen Basketball spielst oder einen Hügel hochmarschierst, um ihn dann runterzurodeln, bist du schon fix und alle. Und ärgerlich ist auch, dass der Planet Trillaphon anscheinend eine leicht gekippte Achse hat, jedenfalls sieht der Boden nicht ganz horizontal aus; er krängt leicht nach Steuerbord. Aber daran gewöhnst du dich ziemlich schnell, so wie auch Landratten auf einem Schiff schnell standfeste Seebeine entwickeln.

Ferner ist Trillaphon ein sehr verschlafener Planet. Du musst deine Antidepressiva abends nehmen, und bevor du sie schluckst, überzeugst du dich lieber, dass ein Bett in der Nähe ist, denn binnen kürzester Zeit heißt es für dich marsch in die Heia. Und auch tagsüber ist Trillaphons Bewohner ein verschlafener Steppke. Verschlafen und müde, aber zu weit weg, um sich Sorgen zu machen.

Es hat nichts mit dem absolut lächerlichen Vorfall in der Badewanne an Heiligabend zu tun, aber der Planet Trillaphon hat etwas Elektrisches an sich. Auf Trillaphon habe ich nicht mehr das alte Problem, dass mein Kopf aus der Stille ein paillettenklirrendes Glitzern macht, denn mein trizyklisches Antidepressivum – »Tofranil« – erzeugt sein eigenes Elektrogeräusch, das das Paillettenklirren übertönt. Das neue Geräusch ist nicht gerade angenehm, aber besser als die alten Geräusche, die einfach nicht zum Aushalten waren.

Das neue Geräusch auf meinem Planeten ist eine Art elektrischer Hochspannungstriller. Deshalb spreche ich den Namen meines Antidepressivums, wenn ich die Packung nicht direkt vor Augen habe, auch immer falsch aus und nenne es »Trillaphon« statt »Tofranil«, weil »Trillaphon« trillernder und elektrischer ist und einfach mehr Ähnlichkeit mit dem Leben hier hat. Die Elektrizität des Planeten Trillaphon ist aber nicht nur ein Geräusch. Wäre ich so redegewandt wie May, würde ich vielleicht sagen: »Den Planeten Trillaphon charakterisiert einfach eine elektrischere Lebensweise.« So ist das nämlich irgendwie. Auf dem Planeten Trillaphon richten sich manchmal die Haare auf den Armen auf, und ein Schauer fährt dir durch die großen Beinmuskeln, und wenn du den Mund schließt, vibrieren die Zähne, als stündest du unter einer Hochspannungsleitung oder neben einem Umspannwerk. Manchmal knisterst du grundlos und siehst bläuliche Entladungen. Und wenn du vor dich hindenkst, klingt auf dem Planeten Trillaphon sogar deine Hirnstimme anders als früher auf der Erde; sie klingt jetzt, als käme sie aus einem Lautsprecher, der nur über kilometerlange Kabel mit dir verbunden ist, als würdest du wieder wie früher *Golden Days of Radio* hören.

Das Lesen fällt auf Trillaphon sehr schwer, aber das kommt mir ganz gut zupass, weil ich sowieso kaum noch lese, eigentlich nur die Zeitschrift *Newsweek*, weil ich die zum Geburtstag im Abo geschenkt bekommen habe. Ich bin einundzwanzig.

May war siebzehn. Manchmal sage ich mir jetzt im Scherz, ich müsse auf einen MAO-Hemmer umsteigen. Mays Initialen waren M.A., und wenn ich heute an sie denke, werde ich so traurig, dass ich »O!« mache. In mancher Hinsicht würde ich dieses »M.A.:O«

gerne hemmen. Auch Dr. Kablumbus würde mir wohl zustimmen, dass das nur zu meinem Wohl wäre. Wenn der Busfahrer, den ich so gut wie umgebracht habe, die Initialen M.A. hätte, wäre das von großer Ironie.

Die Kommunikation zwischen der Erde und Trillaphon ist schwierig, aber nicht sehr teuer, also werde ich die Aculpas definitiv wahrscheinlich anrufen und ihnen sagen, wie sehr es mir wegen ihrer Tochter leidtut, und vielleicht auch, dass ich sie im Endeffekt geliebt habe.

Die große Frage ist: Gibt es auf dem Planeten Trillaphon die Üble Sache? Ich weiß es nicht. Vielleicht hat sie es in der dünneren Atmosphäre mit weniger Spurenelementen schwerer. Mir geht es jedenfalls in mancher Hinsicht so. Wenn ich manchmal nicht daran denke, habe ich das Gefühl, ich bin der Üblen Sache entkommen und kann hier auf Trillaphon ein normales und ergiebiges Leben als Anwalt oder so führen, wenn ich wieder lesen lerne.

Weit weg zu sein, hilft gegen die Üble Sache.

Nur ist dieser Gedanke einfach albern, wenn du daran denkst, was ich oben gesagt habe: Die Üble Sache ist

The Planet Trillaphon As It Stands In Relation To The Bad Thing

I've been on antidepressants for, what, about a year now, and I suppose I feel as if I'm pretty qualified to tell what they're like. They're fine, really, but they're fine in the same way that, say, living on another planet that was warm and comfortable and had food and fresh water would be fine: it would be fine, but it wouldn't be good old Earth, obviously. I haven't been on Earth now for almost a year, because I wasn't doing very well on Earth. I've been doing somewhat better here where I am now, on the planet Trillaphon, which I suppose is good news for everyone involved.

Antidepressants were prescribed for me by a very nice doctor named Dr. Kablumbus at a hospital to which I was sent ever so briefly following a really highly ridiculous incident involving electrical appliances in the bathtub about which I really don't wish to say a whole lot. I had to go to the hospital for physical care and treatment after this very silly incident, and then two days later I was moved to another floor of the hospital, a higher, whiter floor, where Dr. Kablumbus and his colleagues were. There was a certain amount of consideration given to the possibility of my undergoing E.C.T., which is short for »Electro-Convulsive Therapy«, but E.C.T. wipes out bits of your memory sometimes – little details like your name and where you live, etc. – and it's also in other respects just a thoroughly scary thing, and we – my parents and I – decided against it. New Hampshire, which is the state where I live, has a law that says E.C.T. cannot be administered without the patient's knowledge and consent. I regard this as an extremely good law. So antidepressants were prescribed for me instead by Dr. Kablumbus, who can be said really to have had only my best interests at heart.

If someone tells about a trip he's taken, you expect at least some explanation of why he left on the trip in the first place. With this in mind perhaps I'll tell some things about why things weren't too good for me on Earth for quite a while. It was extremely weird, but, three years ago, when I was a senior in high school, I began to suffer from what I guess now was a hallucination. I thought that a huge wound, a really huge and deep wound, had opened on my face, on my cheek near my nose ... that the skin had just split open like old fruit, that blood was seeping out, all dark and shiny, that veins and bits of yellow cheek-fat and red-gray muscle were plainly visible, even bright flashes of bone, in there. Whenever I'd look in the mirror, there it would be that wound, and I could feet the twitch of the exposed muscle and the heat of the blood on my cheek, all the time. But when I'd say to a doctor or to Mom or to other people, »Hey, look at this open wound on my face, I'd better go to the hospital«, they'd say, »Well, hey, there's no wound on your face, are your eyes OK?« And yet whenever I'd look in the mirror, there it would be, and I could always feel the heat of the blood on my cheek, and when I'd feel with my hand my fingers would sink in there really deep into what felt like hot gelatin with bones and ropes and stuff in it. And it seemed like everyone was always looking at it. They'd seem to stare at me really funny, and I'd think »Oh God, I'm really making them sick, they see it, I've got to hide, get me out of here.« But they were probably only staring because I looked all scared and in pain and kept my hand to my face and was staggering like I was drunk all over the place all the time. But at the time, it seemed so real. Weird, weird, weird. Right before graduation – or maybe a month before, maybe – it got really bad, such that when I'd pull my hand away from my face I'd see blood on my fingers, and bits of tissue and stuff, and I'd be able to smell the blood, too, like hot rusty metal and copper. So one night when my parents were out somewhere I took a needle and some thread and tried to sew up the wound myself. It hurt a lot to do this, because I didn't have any anesthetic, of course. It was also bad because, obviously, as I know now, there was really no wound to be sewn up at all, there. Mom and Dad were less than pleased when they came home and found me all bloody for real and with a whole lot of jagged unprofessional stitches of lovely bright orange carpet-thread in my face. They were really upset. Also, I made the stitches too deep – I apparently pushed the needle incredibly deep – and some of the thread got stuck way down in there when they tried to pull the stitches out at the hospital and it got infected later and then they had to make a *real* wound back at the hospital to get it all out and drain it and clean it out. That was highly ironic. Also, when I was making the stitches too deep I guess I ran the needle into a few nerves in my cheek and destroyed them, so now sometimes bits of my face will get numb for no reason, and my mouth will sag on the left side a bit. I know it sags for sure and that I've got this cute scar, here, because it's not just a matter of looking in the mirror and seeing it and feeling it; other people tell me they see it too, though they do this very tactfully.

Anyway, I think that year everyone began to see that I was a troubled little soldier, including me. Everybody talked and conferred and we all decided that it would probably be in my best interests if I deferred admission to Brown University in Rhode Island, where I was supposedly all set to go, and instead did a year of »Post-Graduate« schoolwork at a very good and prestigious and expensive prep school called Phillips Exeter Academy conveniently located right there in my home town. So that's what I did. And it was by all appearances a pretty successful period, except it was still on Earth, and things were increasingly non-good for me on Earth during this period, although my face had healed and I had more or less stopped having the hallucination about the gory wound, except for really short flashes when I saw mirrors out of the corners of my eyes and stuff.

But, yes, all in all things were going increasingly badly for me at that time, even though I was doing quite well in school in my little »Post-Grad« program and people were saying, »Holy cow, you're really a very good student, you should just go on to college right now, why don't you?« It was just pretty clear to me that I *shouldn't* go right on to college then, but I couldn't say that to the people at Exeter, because my reasons for saying I shouldn't had nothing to do with balancing equations in Chemistry or interpreting Keats poems in English. They had to do with the fact that I was a troubled little soldier. I'm not at this point really dying to give a long gory account of all the cute neuroses that more or less around that time began to pop up all over the inside of my brain, sort of like wrinkly gray boils, but I'll tell a few things. For one thing, I was throwing up a lot, feeling really nauseated all the time, especially when I'd wake up in the morning. But it could switch on anytime, the second I began to think about it: if I felt OK, all of a sudden I'd think, »Hey, I don't feel nauseated at all, here.«. And it would just switch on, like I had a big white plastic switch somewhere along the tube from my brain to my hot and weak stomach and intestines, and I would just throw up all over my plate at dinner or my desk at school or the seat of the car, or my bed, or wherever. It was really highly grotesque for everyone else, and intensely unpleasant for me, as anyone who has ever felt really sick to his stomach can appreciate. This went on for quite a while, and I lost a lot of weight, which was bad because I was quite thin and non-strong to begin with. Also, I had to have a lot of medical tests on my stomach, involving delicious barium-drinks and being hung upside down for X-rays, and so on, and once I even had to have a spinal tap, which hurt more than anything has ever hurt me in my life. I am never ever going to have another spinal tap.

Also, there was this business of crying for no reason, which wasn't painful but was very embarrassing and also quite scary because I couldn't control it. What would happen is that I'd cry for no reason, and then I'd get sort of scared that I'd cry or that once I started to cry I wouldn't be able to stop, and this state of being scared would very kindly activate this other white switch on the tube between my brain with its boils and my hot eyes, and off I'd go even worse, like a skateboard that you keep pushing along. It was very embarrassing at school, and incredibly embarrassing with my family, because they would think it was their fault, that they had done something bad. It would have been incredibly embarrassing with my friends, too, but by that time I really didn't have very many friends. So that was kind of an advantage, almost.

But there was still everyone else. I had little tricks I employed with regard to the »crying problem«. When I was around other people and my eyes got all hot and full of burning saltwater I would pretend to sneeze, or even more often to yawn, because both these things can explain someone's having tears in his eyes. People at school must have thought I was just about the sleepiest person in the world. But, really, yawning doesn't exactly explain the fact that tears are just running down your cheeks and raining down on your lap or your desk or making little wet star-puckers on your exam papers and stuff, and not too many people get super-red eyes just from yawning. So the tricks probably weren't too effective. It's weird but even now, here on the planet Trillaphon, when I think about it at all, I can hear the snap of the switch and my eyes more or less start to fill up, and my throat aches. That is bad. There was also the fact that back then I got so I couldn't stand silence, really couldn't stand it at all. This was because when there was no noise from outside the little hairs on my eardrums or wherever would manufacture a noise all by themselves, to keep in practice or something. This noise was sort of a high, glittery, metallic, spangly hum that really for some reason scared the living daylights out of me and just about drove me crazy when I heard it, the way a mosquito in your ear in bed at night in summer will just about drive you crazy when you hear it. I began to look for noise sort of the way a moth looks for light. I'd sleep with the radio on in my room, watch an incredible amount of loud television, keep my trusty Sony Walkman on at all times at school and walking around and on my bike (that Sony Walkman was far and away the best Christmas present I have ever received). I would even maybe sometimes talk to myself when

I had just no other recourse to noise, which must have seemed very crazy to people who heard me, and I suppose *was* very crazy, but not in the way they supposed. It wasn't as if I thought I was two people who could have a dialogue, or as if I heard voices from Venus or anything. I knew I was just one person, but this one person, here, was a troubled little soldier who could withstand neither the substance nor the implications of the noise produced by the inside of his own head.

Anyway, all this extremely delightful stuff was going on while I was doing well and making my otherwise quite worried and less-than-pleased parents happy school-wise during the year, and then while I was working for Exeter Building and Grounds Department during the following summer, pruning bushes and crying and throwing up discreetly into them, and while I was packing and having billions of dollars of clothes and electrical appliances bought for me by my grandparents, getting all ready to go to Brown University in Rhode Island in September. Mr. Film, who was more or less my boss at »B and G«, had a riddle that he thought was unbelievably funny, and he told it to me a lot. He'd say, »What's the color of a bowel movement?« And when I didn't say anything he'd say, »Brown! Har har har!« He'd laugh, and I'd smile, even after about the four-trillionth time, because Mr. Film was on the whole a fairly nice man, and he didn't even get mad when I threw up in his truck once. I told him my scar was from getting cut up with a knife in high school, which was essentially the truth.

So I went off to Brown University in the fall, and it turned out to be very much like »P. G.« at Exeter: it was supposed to be all hard but it really wasn't, so I had plenty of time to do well in classes and have people say »Outstanding« and still be neurotic and weird as hell, so that my roommate, who was a very nice, squeakingly healthy guy from Illinois, understandably asked for a single instead and moved out in a few weeks and left me with a very big single all my very own. So it was just little old me and about nine billion dollars worth of electronic noise-making equipment, there in my room, after that.

It was quite soon after my roommate moved out that the Bad Thing started. The Bad Thing is more or less the reason why I'm not on Earth anymore. Dr. Kablumbus told me after I told him as best I could about the Bad Thing that the Bad Thing was »severe clinical depression«. I am sure that a doctor at Brown would have told me pretty much the same thing, but I didn't ever go to see anyone at Brown, mainly because I was afraid that if I ever opened my mouth in that context stuff would come out that would ensure that I'd be put in a place like the place I was put after the hilariously stupid business in the bathroom.

I really don't know if the Bad Thing is really depression. I had previously sort of always thought that depression was just sort of really intense sadness, like what you feel when your very good dog dies, or when Bambi's mother gets killed in *Bambi.* I thought that it was that you frowned or maybe even cried a little bit if you were a girl and said »Holy cow, I'm really depressed, here«, and then your friends if you have any come and cheer you up or take you out and get you ploughed and in the morning it's like a faded color and in a couple days it's gone altogether. The Bad Thing – which I guess is what is really depression – is very different, and indescribably worse. I guess I should say rather *sort of* indescribably, because I've heard different people try to describe »real« depression over the last couple years. A very glib guy on the television said some people liken it to being underwater, under a body of water that has no surface, at least for you, so that no matter what direction you go, there will only be more water, no fresh air and freedom of movement, just restriction and suffocation, and no light. (I don't know how apt it is to say it's like being underwater, but maybe imagine the moment in which you realize, at which it hits you that there is *no surface for you,* that you're just going to drown in there no matter which way you swim; imagine how you'd feel at that exact moment, like Descartes at the start of his second thing, then imagine that feeling in all its really delightful choking intensity spread out over hours, days, months ... that would maybe be more apt.) A really lovely poet named Sylvia Plath, who unfortunately isn't living anymore, said that it's like having a jar covering you and having all the air pumped out of the jar, so you can't breathe any good air (and imagine the moment when your movement is invisibly stopped by the glass and you realize you're *under glass* …). Some people say it's like having always before you and under you a huge black hole without a bottom, a black, black hole, maybe with vague teeth in it, and then you're being part of the hole, so that you fall even when you stay where you are (… maybe when you realize *you're* the hole, nothing else …).

I'm not incredibly glib, but I'll tell what I think the Bad Thing is like. To me it's like being completely, totally, utterly sick. I will try to explain what I mean. Imagine feeling really sick to your stomach. Almost everyone has felt really sick to his or her stomach, so everyone knows what it's like: it's less than fun. OK. OK. But that feeling is localized: it's more or less just your stomach. Imagine your whole body being sick like that: your feet, the big muscles in your legs, your collarbone, your head, your hair, everything, all just as sick as a fluey stomach. Then, if you can imagine that, please imagine it even more spread out and total. Imagine that every cell in your body, every single cell in your body is as sick as that nauseated stomach. Not just your own cells, even, but the e.coli and lactobacilli in you, too, the mitochondria, basal bodies, all sick and boiling and hot like maggots in your neck, your brain, all over, everywhere, in everything. All just sick as hell. Now imagine that every single atom in every single cell in your body is sick like that, sick, intolerably sick. And every proton and neutron in every atom ... swollen and throbbing, off-color, sick, with just no chance of throwing up to relieve the feeling. Every electron is sick, here, twirling off balance and all erratic in these funhouse orbitals that are just thick and swirling with mottled yellow and purple poison gases, everything off balance and woozy. Quarks and neutrinos out of their minds and bouncing sick all over the place, bouncing like crazy. Just imagine that, a sickness spread utterly through every bit of you, even the bits of the bits. So that your very … very *essence* is characterized by nothing other than the feature of sickness; you and the sickness are, as they say, »one«.

That's kind of what the Bad Thing is like at its roots. Everything in you is sick and grotesque. And since your only acquaintance with the whole world is through parts of you – like your sense-organs and your mind, etc. – and since these parts are sick as hell, the whole world as you perceive it and know it and are in it comes at you through this filter of bad sickness and becomes bad. As everything becomes bad in you, all the good goes out of the world like air out of a big broken balloon. There's nothing in this world you know but horrible rotten smells, sad and grotesque and lurid pastel sights, raucous or deadly-sad sounds, intolerable open-ended situations lined on a continuum with just no end at all ... Incredibly stupid, hopeless ideas. And just the way when you're sick to your stomach you're kind of scared way down deep that it might maybe never go away, the Bad Thing scares you the same way, only worse, because the fear is itself filtered through the bad disease and becomes bigger and worse and hungrier than it started out. It tears you open and gets in there and squirms around.

Because the Bad Thing not only attacks you and makes you feel bad and puts you out of commission. It especially attacks and makes you feel bad and puts out of commission precisely those things that are necessary in order for you to fight the Bad Thing, to maybe get better, to stay alive. This is hard to understand, but it's really true. Imagine a really painful disease that, say, attacked your legs and your throat and resulted in a really bad pain and paralysis and all-around agony in these areas. The disease would be bad enough, obviously, but the disease would also be open-ended; you wouldn't be able to do anything about it. Your legs would be all paralyzed and would hurt like hell … but you wouldn't be able to run for help for those poor legs, just exactly because your legs would be too sick for you to run anywhere at all. Your throat would burn like crazy and you'd think it was just going to explode … but you wouldn't be able to call out to any doctors or anyone for help, precisely because your throat would be too sick for you to do so. This is the way the Bad Thing works: it's especially good at attacking your defense mechanisms. The way to fight against or get away from the Bad Thing is clearly just to think differently, to reason and argue with yourself, just to change the way you're perceiving and sensing and processing stuff. But you need your mind to do this, your brain cells with their atoms and your mental powers and all that, your *self,* and that's exactly what the Bad Thing has made too sick to work right. That's exactly what it has made sick. It's made you sick in just such a way that you can't get better. And you start thinking about this pretty vicious situation, and you say to yourself, »Boy oh boy, how the heck is the Bad Thing able to do this?« You think about it – really hard, since it's in your best interests to do so – and then all of a sudden it sort of dawns on you … that the Bad Thing is able to do this to you because *you're* the Bad Thing yourself! The Bad Thing is you. Nothing else: no bacteriological infection or having gotten conked on the head with a board or a mallet when you were a little kid, or any other excuse; you are the sickness yourself. It is what »defines« you, especially after a little while has gone by. You realize all this, here. And that, I guess, is when if you're all glib you realize that there is no surface to the water, or when you bonk your nose on the jar's glass and realize you're trapped, or when you look at the black hole and it's wearing your face. That's when the Bad Thing just absolutely eats you up, or rather when you just eat yourself up. When you kill yourself. All this business about people committing suicide when they're »severely depressed«; we say, »Holy cow, we must do something to stop them from killing themselves!« That's wrong. Because all these people have, you see, by this time *already* killed themselves, where it really counts. By the time these people swallow entire medicine cabinets or take naps in the garage or whatever, they've already been killing themselves for ever so long. When they »commit suicide« they're just being orderly. They're just giving external form to an event the substance of which already exists and has existed in them over time. Once you realize what's going on, the event of self-destruction for all practical purposes exists. There's not much a person is apt to do in this situation, except »formalize« it, or, if you don't quite want to do that, maybe »E.C.T.« or a trip away from the Earth to some other planet, or something.

Anyway, this is more than I intended to say about the Bad Thing. Even now, thinking about it a little bit and being introspective and all that, I can feel it reaching out for me, trying to mess with my electrons. But I'm not on Earth anymore.

I made it through my first little semester at Brown University and even got a prize for being a very good introductory Economics student, two hundred dollars, which I promptly spent on marijuana, because smoking marijuana keeps you from getting sick to your stomach and throwing up. It really does: they give it to people undergoing chemotherapy for cancer, sometimes. I had smoked a lot of marijuana ever since my year of »P. G.« schoolwork to keep from throwing up, and it worked a lot of the time. It just bounced right off the sickness in my atoms, though. The Bad Thing just laughed at it. I was a very troubled little soldier by the end of the semester. I longed for the golden good old days when my face just bled.

In December the Bad Thing and I boarded a bus to go from Rhode Island to New Hampshire for the holiday season. Everything was extremely jolly. Except just coming out of Providence, Rhode Island, the bus driver didn't look carefully enough before he tried to make a left turn and a pickup truck hit our bus from the left side and smunched the left front part of the bus and knocked the driver out of his seat and down into the well where the stairs onto and off of the bus are, where he broke his arm and I think his leg and cut his head fairly badly. So we had to stop and wait for an ambulance for the driver and a new bus for us. The driver was incredibly upset. He was sure he was going to lose his job, because he'd messed up the left turn and had had an accident, and also because he hadn't been wearing his seat belt – clear evidence of which was the fact that he had been knocked way out of his seat into the stairwell, which everybody saw and would say they saw – which is against the law if you're a bus driver in just about any state of the Union. He was almost crying, and me too, because he said he had about seventy kids and he really needed that job, and now he would be fired. A couple of passengers tried to soothe him and calm him down, but understandably no one came near me. Just me and the Bad Thing, there. Finally, the bus driver just kind of passed out from his broken bones and that cut, and an ambulance came and they put him under a rust-colored blanket. A new bus came out of the sunset and a bus executive or something came too, and he was really mad when some of the incredibly helpful passengers told him what had happened. I knew that the bus driver was probably going to lose his job, just as he had feared would happen, I felt unbelievably sorry for him, and of course the Bad Thing very kindly filtered this sadness for me and made it a lot worse. It was weird and irrational, but all of a sudden I felt really strongly as though the bus driver were really me. I really felt that way. So I felt just like he must have felt, and it was awful. I wasn't just sorry for him, I was sorry as him, or something like that. All courtesy of the Bad Thing. Suddenly I had to go somewhere, really fast, so I went to where the driver's stretcher was in the open ambulance and went in to look at him, there.

He had a bus company ID badge with his picture, but I couldn't really see anything because it was covered by a streak of blood from his head. I took my roughly a hundred dollars and a bag of »sinsemilla« marijuana and slipped it under his rusty blanket to help him feed all his kids and not get sick and throw up, then I left really fast again and got my stuff and got on the new bus. It wasn't until, what, about thirty minutes later on the nighttime highway that I realized that when they found that marijuana with the driver they'd think it was maybe his all along and he really *would* get fired, or maybe even sent to jail. It was kind of like I'd framed him, killed him, except he was also me, I thought, so it was really confusing. It was like I'd symbolically killed myself or something, because I felt he was me in some deep sense. I think at that moment I felt worse than I'd ever felt before, except for that spinal tap, and that was totally different. Dr.

Kablumbus says that's when the Bad Thing really got me by the balls. Those were really his words. I'm really sorry for what I did and what the Bad Thing did to the bus driver. I really sincerely only meant to help him, as if he were me. But I sort of killed him, instead.

I got home and my parents said »Hey, hello, we love you, congratulations«, and I said »Hello, hello, thank you, thank you«, I didn't exactly have the »holiday spirit«, I must confess, because of the Bad Thing, and because of the bus driver, and because of the fact that we were all three of us the same thing in the respects that mattered at all.

The highly ridiculous thing happened on Christmas Eve. It was very stupid, but I guess almost sort of inevitable given what had gone on up to then. You could just say that I'd already more or less killed myself internally during the fall semester, and symbolically with respect to that bus driver, and now like a tidy little soldier I had to »formalize« the whole thing, make it neat and right-angled and external; I had to fold down the corners and make hospital corners. While Mom and Dad and my sisters and Nanny and Pop-Pop and Uncle Michael and Aunt Sally were downstairs drinking cocktails and listening to a beautiful and deadly-sad record about a crippled boy and the three kings on Christmas night, I got undressed and got into a tub full of warm water and pulled about three thousand electrical appliances into that tub after me. However, the consummate silliness of the whole incident was made complete by the fact that most of the appliances were cleverly left unplugged by me in my irrational state. Only a couple were actually »live«, but they were enough to blow out the power in the house and make a big noise and give me a nice little shock indeed, so that I had to be taken to the hospital for physical care.

I don't know if I should say this, but what got shocked really the worst were my reproductive organs. I guess they were sort of out of the water part-way and formed a sort of bridge for the electricity between the water and my body and the air. Anyway, their getting shocked hurt a lot and also I am told had consequences that will become more significant if I ever want to have a family or anything. I am not overly concerned about this. My family was concerned about the whole incident, though; they were less than pleased, to say the least. I had sort of half passed out or gone to sleep, but I remember hearing the water sort of fizzing, and their coming in and saying »Oh my God, hey!« I remember they had a hard time because it was just pitch-black in that bathroom, and they more or less only had me to see by. They had to be extremely careful getting me out of the tub, because they didn't want to get shocked themselves. I find this perfectly understandable.

Once a couple days went by in the hospital and it became clear that boy and reproductive organs were pretty much going to survive, I made my little vertical move up to the White Floor. About the White Floor – the Troubled Little Soldier Floor – I really don't wish to go into a gigantic amount of detail. But I will tell some things. The White Floor was white, obviously, but it wasn't a bright, hurty white, like the burn ward. It was more of a soft, almost grayish white, very bland and soothing. Now that I come to think back on it, just about everything about the White Floor was soft and unimposing and … *demure*, as if they tried really hard there not to make any big or strong impressions on any of their guests – sense-wise or mind-wise – because they knew that just about any real impression on the people who needed to go to the White Floor was probably going to be a bad impression, after being filtered through the Bad Thing.

The White Floor had soft white walls and soft light-brown carpeting, and the windows were sort of frosty and very thick. All the sharp corners on things like dressers and bedside tables and doors had been bevelled off and sanded round and smooth, so it all looked a little strange. I have never heard of anyone trying to kill himself on the sharp corner of a door, but I suppose it is wise to be prepared for all possibilities. With this in mind, I'm sure, they made certain that everything they gave you to eat was something you could eat without a knife or a fork. Pudding was a very big item on the White Floor. I had to wear a bit of a thing while I was a guest there, but I certainly wasn't strapped down in my bed, which some of my colleagues were. The thing I had to wear wasn't a straitjacket or anything, but it was certainly tighter than your average bathrobe, and I got the feeling they could make it even tighter if they felt it was in my best interests to do so. When someone wanted to smoke a tobacco cigarette, a psychiatric nurse had to light it, because no guest on the White Floor was allowed to have matches. I also remember that the White Floor smelled a lot nicer than the rest of the hospital, all feminine and kind of dreamy, like ether.

Dr. Kablumbus wanted to know what was up, and I more or less told him in about six minutes. I was a little too tired and torn up for the Bad Thing to be super bad right then, but I was pretty glib. I rather liked Dr. Kablumbus, although he sucked on very nasty-smelling candies all the time – to help him stop smoking, apparently – and he was a bit irritating in that he tried to talk like a kid – using a lot of curse words, etc. – when it was just quite clear that he wasn't a kid. He was very understanding, though, and it was awfully nice to see a doctor who didn't want to do stuff to my reproductive organs all the time. After he knew the general scoop, Dr. Kablumbus laid out the options to me, and then to my parents and me. After we all decided not to therapeutically convulse me with electricity, Dr. Kablumbus got ready to let me leave the Earth via antidepressants.

Before I say anything else about Dr. Kablumbus or my little trip, I want to tell very briefly about my meeting a colleague of mine on the White Floor who is unfortunately not living anymore, but not through any fault of her own whatsoever, rather through the fault of her boyfriend, who killed her in a car crash by driving drunk. My meeting and making the acquaintance of this girl, whose name is May, even now stands out in my memory as more or less the last good thing that happened to me on Earth. I happened to meet May one day in the TV room because of the fact that her turtleneck shirt was on inside out. I remember *The Little Rascals* was on and I saw the back of a blond head belonging to who knows what sex, there, because the hair was really short and ragged. And below that head there was the size and fabric-composition tag and the white stitching that indicates the fact that one's turtleneck shirt is on inside out. So I said, »Excuse me, did you know your shirt was on inside out?« And the person, who was May, turned around and said, »Yes, I know that.« When she turned I could not help noticing that she was unfortunately very pretty. I hadn't seen that this was a pretty girl, here, or else I almost certainly wouldn't have said anything whatsoever. I have always tried to avoid talking to pretty girls, because pretty girls have a vicious effect on me in which every part of my brain is shut down except for the part that says unbelievably stupid things and the part that is aware that I am saying unbelievably stupid things. But at this point I was still too tired and torn up to care much, and I was just getting ready to leave Earth, so I just said what I thought, even though May was disturbingly pretty. I said, »Why do you have it on inside out?« referring to the shirt. And May said, »Because the tag scratches my neck and I don't like that.« Understandably, I said, »Well, hey, why don't you just cut the tag out?« To which I remember May replied, »Because then I couldn't tell the front of the shirt.« »What?« I said, wittily. May said, »It doesn't have any pockets or writing on it or anything. The front is just exactly like the back. Except the back has the tag on it. So I wouldn't be able to tell.« So I said, »Well, hey, if the front's just like the back, what difference does it make which way you wear it?« At which point May looked at me all seriously, for about eleven years, and then said, »It makes a difference to me.« Then she broke into a big deadly-pretty smile and asked me tactfully where I got my scar. I told her I had had this annoying tag sticking out of my cheek …

So just more or less by accident May and I became friends, and we talked some. She wanted to write made-up stories for a living. I said I didn't know that could be done. She was killed by her boyfriend in his drunken car only ten days ago. I tried to call May's parents just to say that I was incredibly sorry yesterday, but their answering service informed me that Mr. and Mrs. Aculpa had gone out of town for an indefinite period. I can sympathize, because I am »out of town«, too.

Dr. Kablumbus knew a lot about psychopharmaceuticals. He told my parents and me that there were two general kinds of antidepressants: tricyclics and M.A.O. inhibitors (I can't remember what »M.A.O.« stands for exactly, but I have my own thoughts with respect to the matter). Apparently both kinds worked well, but Dr. Kablumbus said that there were certain things you couldn't eat and drink with M.A.O. inhibitors, like beer, and certain kinds of sausage. My Mom was afraid I would forget and maybe eat and drink some of these things, so we all conferred and decided to go with a tricyclic. Dr. Kablumbus thought this was a very good choice.

Just as with a long trip you don't reach your destination right away, so with antidepressants you have to »go up« on them; i.e., you start with a very tiny little dose and work your way up to a full-size dose in order to get your blood level accustomed and all that. So in one way my trip to the planet Trillaphon took over a week. But in another way, it was like being off Earth and on the planet Trillaphon right from the very first morning after I started. The big difference between the Earth and the planet Trillaphon, of course, is distance: the planet Trillaphon is very very far away. But there are other differences that are sort of more immediate and intrinsic. I think the air on the planet Trillaphon must not be as rich in oxygen or nutrition or something, because you get a lot tireder a lot faster there. Just shoveling snow off a sidewalk or running to catch a bus or shooting a couple baskets or walking up a hill to sled down gets you very, very tired. Another annoying thing is that the planet Trillaphon is tilted ever so slightly on its axis or something, so that the ground when you look at it isn't quite level; it lists a little to starboard. You get used to this fairly quickly, though, like getting your »sea legs« when you're on a ship.

Another thing is that the planet Trillaphon is a very sleepy planet. You have to take your antidepressants at night, and you better make sure there is a bed nearby, because it will be bedtime incredibly soon after you take them. Even during the day, the resident of the planet Trillaphon is a sleepy little soldier. Sleepy and tired, but too far away to be super-troubled.

This has nothing to do with the very ridiculous incident in the bathtub on Christmas Eve, but there is something electrical about the planet Trillaphon. On Trillaphon for me there isn't the old problem of my head making silence into a spangly glitter, because my tricyclic antidepressant – »Tofranil« – makes a sort of electrical noise of its own that drowns the spangle out completely. The new noise isn't incredibly pleasant, but it's better than the old noises, which I really couldn't stand at all. The new noise on my planet is kind of a high-tension electric trill. That's why for almost a year now I've somehow always gotten the name of my antidepressant wrong when I'm not looking right at the bottle: I've called it »Trillaphon« instead of »Tofranil«, because »Trillaphon« is more trilly and electrical, and it just sounds more like what it's like to be there. But the electricalness of the planet Trillaphon is not just a noise. I guess if I were all glib like May is I'd say that »the planet Trillaphon is simply characterized by a more electrical way of life«. It is, sort of. Sometimes on the planet Trillaphon the hairs on your arms will stand up and a chill will go through the big muscles in your legs and your teeth will vibrate when you close your mouth, as if you're under a high-tension line, or by a transformer. Sometimes you'll crackle for no reason and see blue things. And even the sound of your brain-voice when you think thoughts to yourself on the planet Trillaphon is different than it was on Earth; now it sounds like it's coming from a sort of speaker connected to you only by miles and miles and miles of wire, like you're back listening to the »Golden Days of Radio«.

It is very hard to read on the planet Trillaphon, but that is not too inconvenient, because I hardly ever read anymore, except for »Newsweek« magazine, a subscription which I got for my birthday. I am twenty-one years old.

May was seventeen years old. Now sometimes I'll sort of joke with myself and say that I need to switch to an M.A.O. inhibitor. May's initials are M.A., and when I think about her now I get so sad I go *»O!«* In a way, I would understandably like to inhibit the »M.A.:*O.*« I'm sure Dr. Kablumbus would agree that it is in my own best interests to do so. If the bus driver I more or less killed had the initials M.A., that would be incredibly ironic.

Communications between Earth and the planet Trillaphon are hard, but they are very inexpensive, so I am definitely probably going to call the Aculpas to say just how sorry I am about their daughter, and maybe even that I more or less loved her.

The big question is whether the Bad Thing is on the planet Trillaphon. I don't know if it is or not. Maybe it has a harder time in a thinner and less nutritious atmosphere. I certainly do, in some respects. Sometimes, when I don't think about it, I think I have just totally escaped the Bad Thing, and that I am going to be able to lead a Normal and Productive Life as a lawyer or something here on the planet Trillaphon, once I get so I can read again.

Being far away sort of helps with respect to the Bad Thing.

Except that is just highly silly when you think about what I said before concerning the fact that the Bad Thing is really

»David Foster Wallace – der geniale Kritiker des westlichen Wahnsinns« *Die Zeit*

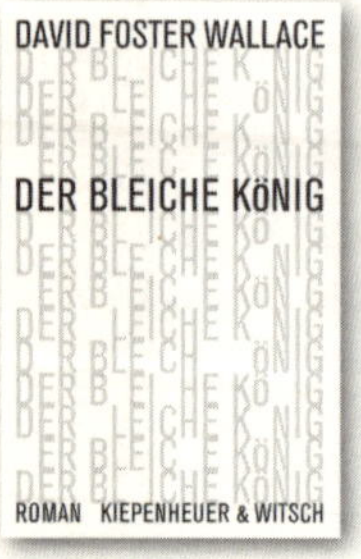

Der bleiche König. Roman. Deutsch von Ulrich Blumenbach. Gebunden. Verfügbar auch als eBook

Alles ist grün. Storys. Deutsch von Ulrich Blumenbach. Gebunden. Verfügbar auch als eBook

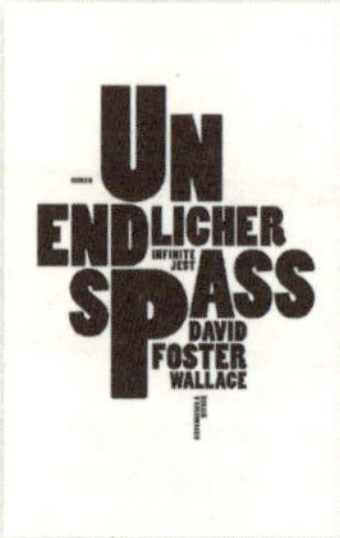

Unendlicher Spaß. Roman. Deutsch von U. Blumenbach. Hochwertige Ausstattung mit Prägung und Lesebändchen. Gebunden. Verfügbar auch als eBook

Der Besen im System. Roman. Deutsch von M. Ingendaay. Gebunden

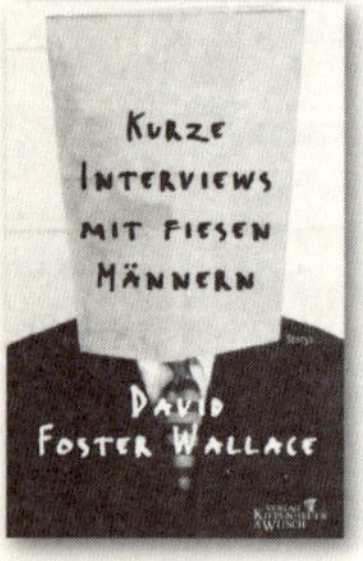

Kurze Interviews mit fiesen Männern. Storys. Deutsch von M. Ingendaay, C. Drechsler, C. Schuenke und B. Robben. Gebunden

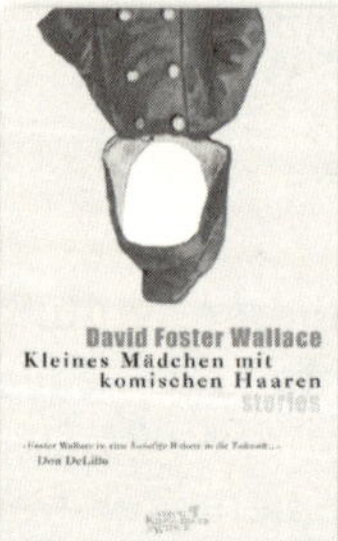

Kleines Mädchen mit komischen Haaren. Storys. Deutsch von M. Ingendaay. Gebunden

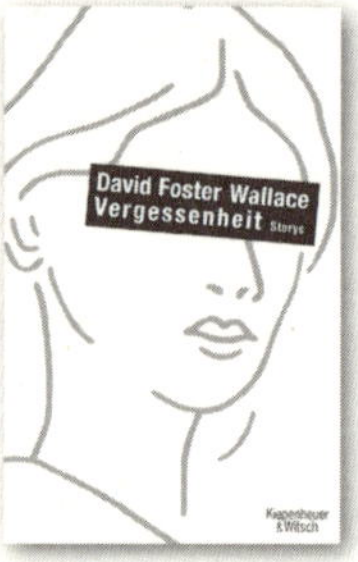

Vergessenheit. Storys. Deutsch von U. Blumenbach und M. Ingendaay. Gebunden

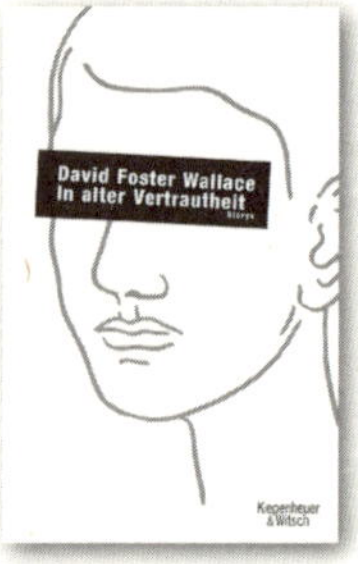

In alter Vertrautheit. Storys. Deutsch von U. Blumenbach und M. Ingendaay. Gebunden

Leseproben und mehr unter www.kiwi-verlag.de KiWi